QUELQUES CONSIDÉRATIONS

SUR LE

TRAITEMENT MOR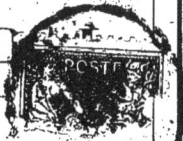

DE LA FOLIE

RAPPORT LU A L'ACADÉMIE DE MÉDECINE DANS LA SÉANCE DU 29 JUIN 1880

PAR

LE Dr E. BLANCHE

PARIS

G. MASSON, ÉDITEUR

LIBRAIRE DE L'ACADÉMIE DE MÉDECINE

BOULEVARD SAINT-GERMAIN, EN FACE L'ÉCOLE DE MÉDECINE

1880

QUELQUES CONSIDÉRATIONS

SUR LE

TRAITEMENT MORAL

DE LA FOLIE

RAPPORT LU A L'ACADÉMIE DE MÉDECINE DANS LA SÉANCE DU 29 JUIN 1880

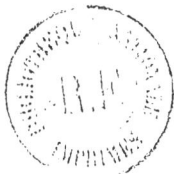

PAR

LE Dr E. BLANCHE

———

PARIS

G. MASSON, ÉDITEUR

LIBRAIRE DE L'ACADÉMIE DE MÉDECINE

BOULEVARD SAINT-GERMAIN, EN FACE L'ÉCOLE DE MÉDECINE

1880

PARIS. — IMPRIMERIE ÉMILE MARTINET, RUE MIGNON, 2.

QUELQUES CONSIDÉRATIONS

SUR LE

TRAITEMENT MORAL

DE LA FOLIE

M. le docteur de Alfaro, correspondant à Madrid, a offert à l'Académie la somme de 2000 francs pour la fondation d'un prix à accorder au meilleur mémoire sur la question suivante :

« Rechercher par quels moyens on pourrait dans les asiles publics et privés destinés aux maladies mentales, faire une plus large part au traitement moral et augmenter les moyens d'action.

» Indiquer surtout les inconvénients d'un isolement rigoureux dans les affections mélancoliques; s'appuyer sur des faits assez nombreux et bien constatés par la science. »

La commission, composée de MM. Baillarger, Bergeron, Peisse et moi, n'a eu à examiner qu'un seul mémoire, et je vais avoir l'honneur de vous rendre compte du résultat de ses délibérations.

De toutes les maladies, il n'en est certainement pas de plus cruelle que la folie.

Les malheureux atteints des affections les plus pénibles, des infirmités les plus repoussantes, trouvent dans les soins de leurs proches et de leurs amis un grand soulagement à leurs maux.

Les aliénés sont non seulement privés de cet adoucissement à leurs souffrances; mais c'est même au milieu des gens qui leur sont et auxquels ils sont le plus chers que leur mal s'exaspère et s'aggrave, et après avoir épuisé toutes les ressources du dévouement et de la tendresse, il faut presque toujours se résigner à les remettre dans des mains étrangères.

L'asile, pour mériter son nom, doit donc offrir aux aliénés ce que n'a pu leur donner leur famille : les meilleures conditions de surveillance et de traitement pour les guérir, ou tout au moins les soulager. C'est là le but, et il est d'autant plus noble, d'autant plus élevé, que les aliénés sont à la fois difficiles et dangereux, qu'ils n'apprécient pas les bons soins dont ils sont l'objet, et ne les reconnaissent souvent que par des injures et des violences; qu'ils arrivent parfois à lasser la patience des serviteurs, et que, d'un autre côté, ils seraient exposés à de graves accidents,

à de mauvais traitements, si l'organisation matérielle et la direction de l'établissement ne présen-
taient pas toutes les garanties de surveillance et de
sollicitude qui doivent suppléer à leur incapacité de
se protéger eux-mêmes, et à l'absence forcée de
leurs protecteurs naturels.

Pour atteindre ce but, les médecins et les pouvoirs
publics ont rivalisé de zèle, et, si l'on considère les
progrès accomplis depuis la fin du siècle dernier,
sous l'impulsion de Pinel, d'Esquirol, de Ferrus, de
Parchappe, pour ne parler que des morts, le sort des
aliénés a été considérablement amélioré, et la question posée par M. le docteur de Alfaro était bien de
nature à provoquer des recherches qui aideraient à
l'améliorer encore ; car, si l'on a déjà fait beaucoup,
il reste encore beaucoup à faire, et, ainsi que l'a dit
si justement M. Baillarger, lorsqu'il s'agit d'une ma-
ladie aussi terrible que la folie, le mieux ne saurait
jamais être l'ennemi du bien. Aussi, les médecins au
cœur généreux ne doivent jamais s'arrêter dans leurs
efforts pour trouver de nouveaux moyens de la com-
battre et de la guérir. Or, le traitement moral inter-
venant plus ou moins dans les soins de toute espèce
qu'exige la folie, lui donner une plus large part,
c'est rendre sous tous les rapports ces soins plus
complets et plus efficaces. Il convient donc de mon-

trer d'abord dans quelles conditions de traitement sont actuellement les aliénés, et ensuite comment ces conditions devraient être modifiées, tant au point de vue de l'organisation matérielle que de la direction médicale des asiles.

Je ne dirai que quelques mots des asiles privés destinés aux classes riches. Le chiffre des malades y étant relativement restreint, tandis que le personnel médical est proportionnellement nombreux, le médecin en chef et ses adjoints sont en contact permanent avec les malades et peuvent pratiquer le traitement moral dans toutes ses minutieuses exigences ; c'est, de leur part, simple affaire de conscience et de bons sentiments.

Il n'en est malheureusement pas de même dans les asiles publics. Assurément, tels qu'ils sont aujourd'hui, ils offrent déjà aux aliénés un ensemble de soins et une somme de bien-être qu'il serait injuste de ne pas reconnaître et de ne pas louer ; les divisions y sont presque généralement établies sur un plan conforme aux données de la science ; mais qu'il y a encore loin de là à ce qui devrait être !

Leur vice primordial est, d'un côté, leur trop grande étendue et le trop grand nombre de malades qu'ils renferment, et, d'un autre côté, l'insuffisance numérique du personnel médical et du personnel de la surveillance. Comment demander, en effet, à deux médecins aidés de deux ou trois internes d'être parfaitement au courant, non seulement des antécédents de famille et individuels, du caractère, de l'éducation, des habitudes d'esprit, des goûts, des instincts de plusieurs centaines de malades, ainsi que des changements qui se produisent incessamment dans leur état mental, et des indications nouvelles qui en résultent chaque jour pour la manière de les diriger?

Comment espérer aussi une surveillance efficace, alors qu'un seul gardien est chargé au moins de 15 à 20 aliénés ?

Il est donc nécessaire de remédier à ces graves inconvénients, et de chercher comment on y pourrait réussir.

C'est ici le lieu d'étudier la création d'asiles exclusivement réservés aux cas aigus, où seraient réunis tous les moyens de traitement physique sanctionnés par l'expérience : appareils d'hydrothérapie et de bains, gymnastique, ateliers, salles de lecture, de jeux, travaux des champs ; de déterminer quel devrait être le nombre des malades dans chacun de ces asiles, et le nombre des médecins qui en auraient la charge et le gouvernement, de manière que rien ne puisse échapper à leur attention ; en quelle

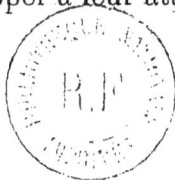

proportion y devraient être les surveillants, comment on les recruterait, quelles garanties on en exigerait, les avantages qu'on leur offrirait dans le présent et à l'âge de la retraite, seul procédé pour attirer et retenir les bons serviteurs ; puis, quant aux malades dont l'état ne comporte plus une médication active, et qui actuellement encombrent les asiles, il y aurait à examiner comment devraient être installées des maisons de convalescence, comme complément des asiles de traitement, et comme lieu de transition entre l'isolement et le retour dans le monde, et également des hospices spéciaux qui seraient destinés aux chroniques, aux paralytiques, aux déments, aux épileptiques, aux idiots, aux imbéciles, ainsi qu'aux aliénés s'étant manifestés dangereux par des actes dont l'appréciation et la répression auraient appartenu à la justice, n'était l'irresponsabilité, médicalement constatée, de leurs auteurs, mais qui, tout en étant considérés comme irresponsables, doivent être maintenus dans une étroite séquestration.

Voilà pour ce qui concerne les dispositions matérielles.

Quant à la direction médicale, c'est à elle que revient le rôle le plus considérable, et l'on peut dire, sans exagération, que le médecin est tout dans un asile.

Si, eu égard aux intérêts de la science, on peut penser qu'il serait préférable que le médecin fût seulement médecin, il n'est pas discutable que, pour le bien des malades, il doit être à la fois médecin et directeur, c'est-à-dire qu'il doit y avoir une volonté unique, et que cette volonté doit être celle du médecin. L'autorité sur les malades n'existe qu'à cette condition, et elle est déjà assez difficile à conquérir pour ne pas l'affaiblir en la divisant. C'est du médecin que tout émane, et s'il accepte ses devoirs dans toute leur étendue, il doit tout voir et tout faire par lui-même, ou par des collaborateurs absolument unis avec lui de pensée et de sentiment.

Chez les aliénés, les choses en soi les plus simples et les plus innocentes prennent tout de suite de l'importance. Dans les conversations avec eux, sans une connaissance complète de leurs sentiments et de leurs penchants naturels, de leurs passions, de leurs principes, de leurs idées, comme aussi de leurs conceptions délirantes, de leurs illusions et de leurs hallucinations, on s'expose à augmenter leurs inquiétudes, à leur en inspirer de nouvelles, à les jeter dans le désespoir ; il suffit pour cela du plus léger oubli, d'un moment d'inattention. Leurs sens acquièrent une finesse exceptionnelle ; il se développe en eux un instinct, on pourrait dire un flair

tout particulier; ils ne se méprennent sur la sincé-
rité ni de l'accent dont on leur parle, ni du dévouement qu'on leur témoigne, et l'on ne peut gagner
leur confiance qu'en éprouvant réellement pour eux
la sympathie qu'on leur exprime. Dans les paroles
affectueuses, il ne faut pas aller jusqu'à la familia-
rité, de même que dans les remontrances il faut
éviter la rudesse; la physionomie doit rester grave
et douce; le sourire, même le plus bienveillant,
n'est pas toujours bien interprété; avec leur ten-
dance si constante au soupçon, ils sont disposés à y
trouver une signification désobligeante et railleuse.
On doit se résigner à les écouter avec patience et
sans les interrompre; alors même que leurs plain-
tes et leurs récriminations ne semblent avoir d'autre
source que leur délire, il faut d'abord les accueillir
et promettre de les examiner; on laisse ainsi aux
malades le temps de réfléchir, et avec la certitude
d'être écoutés de nouveau, l'espoir de convaincre.
Quant aux surveillants, c'est leur montrer que les
griefs allégués par les malades ne sont pas considérés *a priori* comme ne pouvant pas avoir de fonde-
ment, et la perspective d'une enquête sera pour eux
un salutaire avertissement de bien remplir leurs
devoirs.

Le médecin ne saurait faire preuve de trop de

sagacité et de zèle, trop multiplier les propos consolants pour faire renaître l'espoir et dissiper la défiance ombrageuse ; il doit aussi tenir compte des observations des malades dans les prescriptions qu'il leur fait : le médicament le plus inoffensif, un purgatif, un bain, peut devenir l'occasion d'une crise et d'une aggravation, s'il est donné mal à propos. Le régime alimentaire ne réclame pas moins d'attention ; rien enfin n'est indifférent. Dans les relations entre les aliénés et leurs parents, dans leur correspondance, le médecin doit tout peser et tout décider lui-même.

Cet isolement de la famille et des amis, dont l'expérience fait une loi, est tellement contraire aux sentiments naturels que l'on comprend que les parents ne s'y soumettent pas plus facilement que les malades.

Le médecin doit appliquer toute son énergie à la faire respecter aussi longtemps qu'il la croit indispensable ; mais il ne doit pas être moins attentif à y apporter des tempéraments aussitôt que la situation le permet. Des exemples journaliers démontrent que les visites faites aux aliénés offrent pour eux beaucoup plus d'inconvénients et de périls que d'avantages. C'est ce que les familles ne croient pas aisément, parce que la folie modifie et bouleverse telle-

ment tout l'être moral, que ce qui semblerait ne
pouvoir être que bon et utile, est le plus souvent
mauvais et dangereux. C'est un des côtés les plus
ardus de la tâche du médecin que de convaincre les
parents et de calmer l'impatience des malades. Pour
y réussir, il faut que les parents et les malades
soient pénétrés d'une respectueuse déférence pour
le médecin; il faut aussi que le médecin supplée
par des compensations aux privations qu'il inflige.
Cette absence des relations de famille et d'amitié
doit être remplacée par un ensemble d'occupations,
de distractions, d'entretiens, qui ne laissent pas un
instant les malades abandonnés à eux-mêmes et à
leurs pensées, et qui reproduisent, dans une cer-
taine mesure, à l'intérieur de l'asile, le mouvement
et l'intérêt de la vie ordinaire. C'est là le grand art
du médecin, et en même temps ce qui exige de sa
part le plus de dévouement et de bonté; il est nécessaire, en effet, qu'il donne le premier l'exemple,
et que, se privant lui-même de ce dont il prive ses
malades, il partage avec eux l'existence qu'il leur
impose, sans mettre sous leurs yeux ni laisser arri-
ver à leurs oreilles le spectacle et l'écho de toutes
les joies qui leur sont refusées, jusqu'à ce que les
progrès de la convalescence, permettant de se relâ-
cher de cette existence fermée, autorisent avant le

départ définitif de l'asile des promenades extérieures, des visites à la famille, et quelques plaisirs du monde. C'est ainsi que les mélancoliques, d'abord hésitants, craintifs, sortent peu à peu et d'euxmêmes de leur sombre morosité, se mêlent de plus en plus à l'activité commune, se mettent au travail, participent aux distractions et recouvrent la santé.

Est-il besoin d'ajouter que tout le personnel de l'asile doit être soumis à l'autorité du médecin, qu'aucune mesure ne doit être prise à l'égard des aliénés, aucune punition appliquée, aucune récompense accordée, aucune permission donnée sans son assentiment, qu'en un mot il doit être le maître absolu?

Dans des asiles ainsi organisés et administrés, on peut affirmer que la plus large part possible serait faite au traitement moral, et qu'on y obtiendrait les résultats les plus satisfaisants au point de vue du bien-être des malades et de leur guérison.

Tel est l'exposé sommaire des questions contenues dans le programme proposé par le docteur de Alfaro.

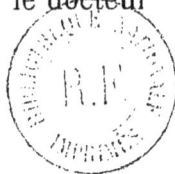

PARIS. — IMPRIMERIE E. MARTINET, RUE MIGNON, 2

281

PARIS. — IMPRIMERIE ÉMILE MARTINET, RUE MIGNON, 2.

www.ingramcontent.com/pod-product-compliance
Lightning Source LLC
Chambersburg PA
CBHW050457210326

41520CB00019B/6244